AF319030

RECHERCHES

sur

LA PHTHISIE PULMONAIRE,

PAR

J.-J. ALAMIR-CARCENAC,

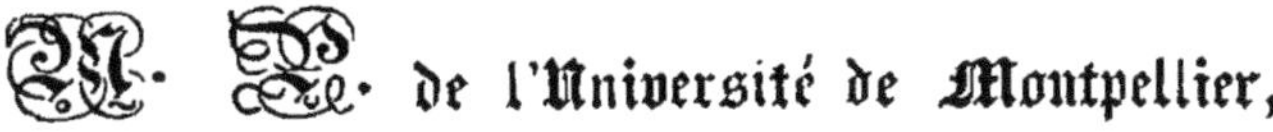

M. D. de l'Université de Montpellier,

EX CHIRURGIEN EXT. DE L'HOTEL-DIEU DE TOULOUSE;
ÉLÈVE DE L'HOPITAL DE LA CHARITÉ DE PARIS,
AIDE DE CLINIQUE; MEMBRE DE PLUSIEURS
SOCIÉTÉS SAVANTES, ETC.

> Dans le sentier de l'expérience, rien
> ne se détruit, tout s'enchaîne et
> se prête un mutuel secours.
> (LEPELLETIER, *de la Sarthe.*)

PARIS.

IMPRIMERIE DE MADAME DE LACOMBE,
RUE D'ENGUIEN, 12.

1842.

Les effets déplorables de la maladie qui
a fait le sujet de nos longues méditations,
nous ont laissé, dès notre jeune âge, orphe-
lin sur cette terre. Nous ne nous sommes
pas dissimulé tout ce qu'aurait sous ce rapport de pénible pour nous l'étude longue et
approfondie de l'affection pathologique qui
nous a enlevé ce que nous avions de. plus
cher au monde, alors que la sollicitude d'un
père et la tendresse d'une mère nous étaient
si nécessaires. Mais de ce que nous avons
été ainsi condamné à exister sans vivre (1),
il ne s'en est pas suivi que nous ayons dû
résister au besoin de faire quelques efforts

(1) Millevoie.

pour contribuer à préserver de si désolante.. catastrophes ceux qui sembleraient devoi. les subir. Si nous sommes aussi heureux dans le résultat que nous avons été consciencieux dans les recherches, nous n'aurons qu'à bénir celui de qui tout découle.

RECHERCHES

LA PHTHISIE PULMONAIRE.

Si la science médicale avait pu échapper à une funeste tendance qui, en la fourvoyant sans cesse, en a reculé les progrès, il est permis de croire que nous pourrions nous réjouir d'une plus grande somme de bienfaits dont elle aurait doté l'humanité ; mais depuis que le génie de Cos en a établi les bases sur des principes qui ont été si souvent méconnus, que de temps perdu dans ces fausses routes ouvertes par des esprits faux, orgueilleux, systématiques, et suivies par des sectaires passionnés avec un aveuglement inexcusable puisqu'il n'a presque jamais eu la bonne foi pour cause ; et de nos jours encore ne voit-on pas des hommes recommandables d'ailleurs, célèbres même, enrayer les progrès de l'art de guérir par un exclusivisme qu'on a peine à comprendre. Espérons cependant que l'exemple donné par un bon nombre d'illustrations modernes qui, dégagées de toute préoccupation personnelle, sont rentrées dans cette voie de saine expérience ouverte depuis plus de vingt-deux siècles, sera suivi par tous ceux qui comprennent le bien seulement pour lui-même.

Les anciens se servaient du mot phthisie (de φθίω, *sécher*,) pour désigner l'amaigrissement porté jusqu'à la consomption, quelle qu'en fût la cause organique ; seulement en raison du siége ou de la nature de cette dernière, ils reconnaissaient des phthisies gastrique, hépathique, etc. Avec Laënnec, M. le professeur Andral, aux travaux duquel nous avons eu souvent recours, et tous les pathologistes modernes, nous donnerons le nom de phthisie pulmonaire à la maladie caractérisée par la présence des tubercules dans le poumon.

ANOTOMIE PATHOLOGIQUE.

Nous avons à examiner dans l'organe de la respiration les tubercules eux-mêmes et le poumon autour d'eux.

TUBERCULES.

La matière tuberculeuse se présente dans les poumons sous trois états différens qui correspondent à autant de périodes que les tubercules parcourent depuis qu'ils se développent au sein du parenchyme pulmonaire jusqu'au moment où ils sont remplacés par des excavations.

Première Période : de Crudité.

Les tubercules sont alors de petits corps arrondis, d'une consistance ferme et durs à écraser, d'un blanc jaunâtre, sans traces d'organisation ou de texture, d'un volume qui varie depuis celui d'un grain de millet jusqu'à celui d'une orange.

Les tubercules peuvent se développer dans toute l'étendue des poumons, mais nous les avons presque toujours trouvés plus fréquens au sommet ; et lorsque nous en avons rencontré à la fois à la base et au sommet, ceux-ci étaient ordinairement parvenus à une période plus avancée. Leur nombre varie

beaucoup : bien rarement il n'en existe
qu'un seul. Tantôt on en rencontre peu ;
d'autres fois il y en a tant que le tissu pulmonaire en est rempli. Ils peuvent être bor-
nés à un seul lobe, comme envahir les deux
poumons. Ordinairement lorsque les tubercules sont peu nombreux, ils acquièrent des
dimensions plus considérables. Tous les auteurs reconnaissent sans contestation aux
tubercules arrivés à leur état complet de
développement, les caractères que nous venons de signaler ; mais une grande divergence d'opinions existe sur cet état au moment de leur naissance. Laënnec dit que les
tubercules commencent par des petits grains
transparens, gris, quelquefois même diaphanes, de grosseur variable. D'après cet
auteur célèbre, quelques-unes de ces granulations présentent au milieu de celles qui
sont encore diaphanes et tout-à-fait incolo-
res, un reflet opalin, ou une légère teinte
grisâtre qui ne permet plus de les distinguer
des tubercules ordinaires ; en les incisant,
dit-il, on trouve souvent au centre, un point
jaune et opaque qui indique leur prochaine
transformation en tubercules jaunes. Selon
le même auteur on trouve quelquefois des
tubercules jaunes et opaques dans les pou-

mons tout aussi petits que les granulations
et parfois ramollis; les poumons qui sont
le siége de ces granulations contiennent en
même temps des tubercules, et comme ces
derniers , les granulations sont dissémi-
nées ou agglomérées en masses plus ou moins
considérables ; enfin on les trouve aussi avec
les mêmes variétés de couleur et de trans-
rance dans les plèves, dans le péritoine,
et dans les ulcérations intestinables des
phthisiques.

Cette opinion de Laënnec a reçu l'autorité d'observation de Louis.

M. le professeur Andral pense que ces
granulations ne sont pas une production ac-
cidentelle, qu'elles ne sont pas le premier
degré du tubercule, puisqu'on ne les observe
que dans le tissu pulmonaire, tandis qu'on
devrait les retrouver , comme le pensait
Laënnec, partout où existe le tubercule, ce
qui n'est pas. Les granulations , ajoute M.
Andral, sont constituées par des vésicules
pulmonaires indurées et hypertrophiées et
constituent une des formes anatomiques de
la *pneumonie vésiculaire*. Les granulations
des membranes séreuses ne sont autre chose
que des rudimens de fausses membranes, et
celles qui siégent dans les muqueuses sont

constituées par des follicules hypertrophiés.

Pour cet observateur justement célèbre, et c'est aussi notre manière de voir, la matière tuberculeuse est un produit de sécrétion paraissant être d'abord liquide, se solidifiant ensuite à mesure que sont résorbées ses parties les plus liquides.

Le siége précis qu'occupent les tubercules dans les élémens du tissu pulmonaire est encore un sujet de discussion. Le plus grand nombre pensent que la matière tuberculeuse est déposée dans les aréoles du tissu cellulaire inter-vésiculaire, MM. Cruveilhier, Magendie et quelques autres établissent que le tubercule est le résultat d'une sécrétion morbide qui a lieu exclusivement dans l'intérieur des vésicules aériennes. Par suite de ses recherches, M. Andral pense que les tubercules se forment indifféremment dans les visicules bronchiques et dans le tissu lamineux intervésiculaire. Enfin Broussais veut que les tubercules aient pour siége exclusif les vaisseaux et surtout les ganglions lymphatiques, qui deviennent tuberculeux consécutivement à la bronchite, comme les ganglions du mésentère le deviennent après une entérite.

Des faits rigoureusement observés ont été

portés à l'appui de chacune de ces manières
de voir. D'où nous pouvons conclure avec
M. Fabre que la matière tuberculeuse n'a
pas de siége exclusif dans l'un des tissus or-
ganiques du poumon, qu'elle peut prendre
naissance tantôt, et le plus souvent, dans
le tissu cellulaire interposé entre les élémens du tissu pulmonaire, tantôt dans les
vésicules aériennes, tantôt enfin dans le
système lymphatique comme on l'a observé
souvent chez les jeunes sujets.

Une fois développés, les tubercules s'ac-
croissent; nous avons vu jusqu'à quel point
Bayle, et après lui, Laënnec, comparaient
le tubercule à un germe, le douaient de la
faculté de se développer par une force inté-
rieure à la manière des corps organisés et
vivans par intus-suception ; nous avons vu
que, dans les tubercules, il y a absence complète d'organisation : il faut donc rejeter cette
théorie. Comme les corps inorganiques , le
tubercule ne peut s'accroître que par juxta-
position. Ainsi, le tubercule se forme sous
l'influence d'une cause quelconque; cette
cause continuant son action, et le tubercule
entretenant un certain degré d'irritation
dans les tissus qui l'environnent, de nouvel-
les molécules de matière tuberculeuse s'ag-

glomèrent autour de lui et en augmentent le volume. Les grosses masses tuberculeuses sont produites par la réunion et la fusion de plusieurs tubercules ; il arrive quelquefois qu'un kyste s'organise autour de ces masses.

Les tubercules se développant , les tissus qui les entourent sont déprimés ; les cellules du tissu cellulaire s'effacent , le calibre des vaisseaux sanguins diminue et finit par s'oblitérer , d'où il résulte qu'autour des masses tuberculeuses le poumon est moins perméable au sang.

Deuxième Période : de Ramollissement.

Après être demeurés un temps plus ou moins long à l'état cru , les tubercules se ramollissent. Ordinairement, ce travail s'opère du centre à la circonférence, quoiqu'il puisse commencer par un point quelconque ou par la périphérie de la masse tuberculeuse. La matière tuberculeuse devenant de plus en plus molle, paraît onctueuse et acquiert enfin la viscosité et la liquidité du pus. Quelquefois, c'est un liquide presque incolore au milieu duquel sont suspendus des débris opaques, et encore consistant de matière tuberculeuse.

La cause immédiate du ramollissement

des tubercules est diversement envisagée.
Bayle et Laënnec admettaient que les tubercules avaient en eux-mêmes la cause de leur
ramollissement. Broussais et M. Bouillaud
l'attribuent à l'inflammation. M. Rochoux
prétend que ce phénomène s'opère ordinairement sans concours d'action ni changement de texture du tissu environnant. Adop-
tant l'opinion de M. Lombard de Genève,
partagée par M. Andral, nous pensons que
les tubercules agissent comme des corps
étrangers sur les tissus qui les environnent,
les irritent, et déterminent une sécrétion de
pus qui délaie mécaniquement la matière tuberculeuse.

Troisième Période : d'Ulcération.

Un travail semblable à celui qui amincit
et perfore la peau en contact avec le pus d'un
abcès, commence cette dernière période. Le
parenchyme pulmonaire est rongé et détruit autour de la matière tuberculeuse li-
quéfiée. Bientôt les tuyaux bronchiques par-
ticipent à cette destruction, et, par leurs
orifices béants, livrent un passage facile à
la matière tuberculeuse qui est rejetée au-
dehors par l'expectoration.

De la fonte de plusieurs tubercules agglomérés, ou d'une grosse masse tuberculeuse, ainsi que de la destruction du parenchyme pulmonaire, de la communication qui a lieu entre plusieurs foyers, enfin de l'expuition de la matière ramollie, résultent les caver- nes, dont le nombre est variable; leur gran- deur, qui est très variable aussi, peut être telle que les poumons soient quelquefois réduits à l'état de simple enveloppe.

Le plus souvent l'intérieur des cavernes présente des inégalités et des anfractuosités, d'où on peut conclure qu'elles ont été for- mées par plusieurs autres excavations. Des prolongemens parenchymateux les traver- sent en différens sens. Des gros vaisseaux, dont les parois épaissies ne livrent passage qu'à une très petite quantité de sang, sont souvent logés dans leur épaisseur. Ces vais- seaux, qui sont parfois oblitérés, peuvent, ce qui est rare pourtant, après avoir été érodés, donner lieu à une hémorrhagie promptement mortelle.

Les cavernes peuvent très rarement être trouvées vides. Le plus souvent elles con- tiennent une matière composée de pus, de mucus, de matière tuberculeuse, de sérosité épaissie et de sang. Quelquefois on y trouve des fragmens de parenchyme qui peuvent être expectorés, et c'est dans ces seuls cas que se vérifie cette banale croyance des commères *qu'on crache les poumons.*

Tantôt les parois des cavernes laissent voir le tissu pulmonaire induré, rouge et infiltré ; tantôt une fausse membrane blanchâtre, mince, molle ou adhérente et formée de plusieurs couches, les tapisse. Sur ces parois on trouve les ouvertures de quelques tuyaux bronchiques, des vaisseaux oblitérés ou non, de sorte que des communications diverses peuvent avoir lieu : ainsi un pneumothorax foudroyant ; quelquefois cela peut être un trajet fistuleux venant s'ouvrir sur les parois de la poitrine.

Les cavernes peuvent rester stationnaires, s'étendre, se rétrécir : ou, ce qui n'est malheureusement que trop rare, se cicatriser.

Les anciens, parmi lesquels nous citerons Van-Swiéten, avaient reconnu la possibilité de cette cicatrisation. Laënnec en a démontré la possibilité et en a constaté le résultat. Louis n'en a jamais rencontré d'exemples. M. Andral en a vu plusieurs cas. Nous avons pu constater le fait sur le poumon d'une jeune femme. Le sommet de ce poumon présentait une énorme caverne dont les parois offraient une membrane parfaitement organisée, avec un travail évident de cicatrisation. La fonte subséquente d'autres tubercules, dont aucun n'avoisinait la caverne qui commençait à se cicatriser, rendit inutile ce travail bienfaisant.

Pour guérir de la phthisie pulmonaire, faut-il nécessairement que les tubercules se ramollissent et que des excavations se soient opérées? Nous empruntons la réponse à M. Andral. « Nous avons vu, dit cet auteur » célèbre et consciencieux, des individus » qui, après avoir présenté tous les symp- » tômes rationnels de la phthisie, ont guéri, » et sont morts beaucoup plus tard. A leur » autopsie, nous avons trouvé des concré- » tions calcaires au sommet du poumon. » N'est-il pas possible d'admettre que le » phosphate calcaire devenant prédominant, » la sécrétion tuberculeuse puisse l'étein- » dre ? » Nous avons eu occasion nous-même de rencontrer des concrétions calcaires à la face externe de l'œsophage, qui par suite d'une énorme excavation était devenu adhérent à la plèvre médiastine supérieurement et à droite. Les tubercules peuvent-ils être résorbés sans transformation? L'état actuel de la science ne permet pas de le prouver.

ÉTAT DU POUMON AUTOUR DES TUBERCULES.

Rarement le parenchyme pulmonaire présente quelque altération dans la période de crudité, mais il en présente de nombreuses et de graves lorsqu'a lieu le ramollissement et surtout lorsqu'il existe des excavations. Ainsi, on rencontre souvent l'emphysème, fréquemment l'œdème. Le poumon est bien souvent enflammé autour des masses tuberculeuses, et il peut présenter les trois degrés de la pneumonie aiguë. On rencontre très communément autour des tubercules, à quelle période qu'ils soient, la pneumonie chronique.

Trachée-artère. — Souvent la muqueuse de la trachée est ulcérée. Lorsque les ulcérations sont en grand nombre, elle présente une rougeur très prononcée. A cette rougeur se joint parfois un peu d'épaississement; les ulcérations, dont la forme est ronde ou ovalaire, paraissent avoir été faites avec un emporte-pièce. Si elles sont petites, on les trouve assez uniformément réparties; quand elles sont plus considérables, c'est à la portion charnue de ce conduit qu'on les voit.

Larynx. — Moins fréquemment que la

2

trachée le larynx présente des ulcérations dont les caractères sont semblables à ceux de ce premier organe. Leur siége est ordinairement à la réunion des cordes vocales dont quelques-unes peuvent être détruites.

Epiglotte. — Indépendamment même des ulcérations de la trachée et du larynx, l'épiglotte en présente très souvent. Leur siége est ordinairement à la face laryngée ; elles peuvent occasionner des désordres plus ou moins considérables.

Plèvre. — Il est bien rare qu'on ne rencontre pas l'adhérence des poumons aux plèvres. D'après leur importance on peut juger de celle des altérations pulmonaires ; c'est au moyen de tissu cellulaire ou d'une fausse membrane qu'elles s'établissent.

De quelques autres altérations. — En dehors de l'appareil respiratoire on trouve d'une manière assez constante d'autres altérations. Ce sont des traces de phlegmasie dans l'estomac et les intestins ; des ulcérations et des tubercules dans ces mêmes parties, mais spécialement à la fin de l'intestin grêle et du gros intestin ; un état graisseux du foie, dont la nature et les causes sont inconnues ; l'engorgement simple ou tuberculeux des ganglions lymphatiques, principalement des mésentériques et des cervicaux ; enfin la présence au sein d'un grand nombre d'organes des tubercules. Nous en avons vu une fois sur la face antérieure du cœur; dans une autre circonstance, nous avons trouvé, chez un sujet de dix ans, des tubercules miliaires sous la membrane séreuse du péricarde.

CAUSES (1).

En considérant dans leur ensemble les causes dont l'influence a été constatée par l'observation, nous sommes conduit à les diviser en groupes distincts. Nous trouverons d'abord celles qui tiennent à l'organisation même et qui constituent la prédisposition. Viendront ensuite les influences externes qui peuvent favoriser la tuberculisation, en faisant subir à l'organisme une entière modification. Nous examinerons enfin les causes de phthisie qui exercent leur action sur l'appareil respiratoire.

(1) La *Revue Médicale* a publié, dans son numéro de février 1842, un excellent travail de M. Briquet sur l'étiologie de la phthisie. Nous nous félicitons de ce que le résultat de nos recherches, sur ce point , ne diffère pas de celui qu'a obtenu M. Briquet.

1° Causes inhérentes à l'organisation.

Ages. — Quoique dans une proportion bien différente, tous les âges sont exposés aux tubercules pulmonaires. — Hippocrate dit: *Inter Œtates illæ demüm ostentant periculum phthisis, quæ sunt ab anno decimo octavo, ad trigesimum quintum (Caac., lib. II).* L'observation journalière constate la justesse de ce fait que la phthisie pulmonaire se déclare surtout de dix-huit à trente-trois ans. M. Lombard de Genève a fait un relevé statistique de 9,549 cas, dans lequel on trouve cette progression descendante:

de 20 à 30,
de 30 à 40,
de 10 à 20,
de 40 à 50,
de 50 à 60,
de la naissance à 10,
de 60 à 70,
de 70 à 80,
de 80 à 90.

On trouve les proportions suivantes sur un relevé de 223 phthisiques adultes, observés par Bayle et Louis.

de 15 à 20. 21,
de 20 à 30. 62,
de 30 à 40. 56,
de 40 à 50. 44,
de 50 à 60. 27,
de 60 à 70. 13.

Sexes. — Tous les auteurs sont d'accord pour dire que chez les femmes, la phthisie pulmonaire est plus fréquente. Sur le relevé de 9,549 cas, dont nous avons déjà parlé, on a trouvé 5,589 femmes et 3,960 hommes. On a encore observé que les hommes les plus exposés à cette affection, sont ceux dont la constitution se rapproche le plus de celle qui est propre au sexe féminin.

Tempérament. — Tous les tempéramens sont sujets à la tuberculisation; mais le tempérament lymphatique est celui qui y prédispose le plus puissamment. On voit les tubercules survenir principalement chez les individus qui ont été atteints de scrofules, dans leur enfance, ou qui sont encore sous l'influence d'une affection strumeuse. Généralement la phthisie attaque souvent les individus à peau blanche et fine, à cheveux châtains ou blonds, et quelquefois très noirs, dont les membres sont grêles, la poitrine étroite, alongée et déprimée sous les clavicules, qui ont les omoplates saillantes et écartées, et chez lesquels les pommettes sont habituellement colorées d'une rougeur vive et circonscrite;

la sclérotique est en général, chez ces personnes, mince et bleuâtre.

Hérédité.—Tous les médecins admettent
la funeste propriété qu'a la phthisie, de
pouvoir être transmise par voie héréditaire,
non pas que les enfans des phthisiques
naissent avec des tubercules, bien que cela
ait pu être observé; mais en eux se trouve
la modification organique, constituant la
prédisposition qui fait que plus tard ils en
seront atteints (1). Cette règle, malheureusement trop générale, offre, grâces à Dieu,
de nombreuses exceptions; ce seront quelquefois dans une génération, deux ou trois
enfans qui en seront atteints; dans d'autres
circonstances, la phthisie saute une génération. Il est à remarquer que les différens
membres d'une famille succombent à un
âge de moins en moins avancé. M. Roche,

(1) Un célèbre praticien, qui ne partageait pas cette opinion, se trouva un jour dans un cercle où était un monsieur
appartenant à une famille dont tous les membres mouraient
de la phthisie à 35 ans. Celui dont nous parlons, qui en avait
33, demanda au praticien s'il croyait à la transmission tuberculeuse par voie d'hérédité; il lui fut répondu que non. Cependant, tel que vous me voyez, et ce sujet était très bien con
formé et fort bien portant, je mourrai de la phthisie dans deux
ans. Le médecin fut vivement frappé de la chose; mais il de-
meura incrédule malgré les explications qui lui furent données.
Deux ans plus tard il se convainquit que les funestes prévisions
de son interlocuteur n'étaient que trop fondées.

dans son article du *Dictionnaire de Méde-cine et Chirurgie pratiques*, fait observer que la loi générale de transmission par voie d'hérédité, est qu'elle se fait ordinairement des pères aux filles, et des mères aux gar-çons.

2° Causes qui favorisent la tuberculisation par la modi-fication qu'elles font subir à toute l'économie.

Climats.—Quoique la phthisie pulmonai-re ait été observée dans tous les pays, elle ne s'y présente pas dans la même pro-portion. Elle est très rare du 60ᵉ degré de latitude nord au 50ᵉ; sur 1,000 décès, on n'en trouve que 53 dus à cette maladie; elle augmente de fréquence du 50ᵉ au 45ᵉ: à Vienne, par exemple, sur 1,000 décès, 114 sont dus à la phthisie; à Londres, 236; à Paris, un cinquième des décès est dû à l'affection qui nous occupe. Du 45ᵉ au 35ᵉ, à Marseille, la phthisie enlève un quart des malades; à Philadelphie, un huitième; à Nice, dont le climat si vanté y amène tant de tuberculeux, un septième; à Naples, un huitième; à Rome, un vingtième. En gé-néral la phthisie exerce de grands ravages sur tout le littoral de la Méditerranée. En-tre le 20ᵉ et le 10ᵉ degré, elle est commune

aux Antilles, où elle sévit sur les nègres;
à Gibraltar, à Lisbonne, à Madrid, elle est
fréquente. Il est à remarquer qu'on la con-
naît à peine sur le littoral africain; elle
fait de grands ravages dans l'Archipel de la
Méditerranée et dans l'Archipel indien.

Il est d'observation que les individus qui
passent d'un pays dans un autre, dont la
température est plus basse, sont fort exposés aux tubercules. Broussais a vu les mêmes régimens français fournir un bien plus
grand nombre de phthisiques en Hollande
qu'en Espagne. Nous savons par le docteur
Clot-Bey, qu'en Égypte où les tubercules
sont très rares, on les voit pourtant se développer souvent chez les nègres du Sen-
naar, pour lesquels il existe une différence
très sensible entre la température du nord
de l'Afrique, et celle de la brûlante Nubie.
Par contre, on voit des personnes évidem-
ment prédisposées à la phthisie, s'en ga-
rantir par l'habitation de pays plus chauds
que ceux où elles étaient.

Saisons.—Dans les pays tempérés, l'hi-
ver et le printemps, dans le midi, l'été et
l'automne, sont les saisons qui favorisent
la production de la phthisie. Voici les con-
clusions que nous tirerons relativement à

l'influence de la température dans le développement des tubercules : la maladie qui
nous occupe n'augmente pas rigoureusement avec l'abaissement de la température,
avec son élévation elle ne décroît pas constamment ; sous une température ordinairement très basse, elle se montre rarement,
de même que sous une température très
élevée, régulière et non variable ; dans les
pays où la température varie beaucoup et
irrégulièrement, elle est à son maximum
de fréquence.

L'évolution des tubercules est puissamment favorisée par l'humidité, alors surtout qu'elle est unie au froid.

Laënnec avait avancé que la phthisie
était rare sur les bords de la mer ; il fondait
son assertion sur l'efficacité de la navigation dans les affections tuberculeuses, re-
connue par les anciens, et de plus fondée
sur ses propres observations ; mais outre
que cette conclusion ne nous paraît pas
juste, nous avons vu que les faits ne permettent pas d'établir une telle assertion.

La respiration habituelle d'un air impur
ou non renouvelé, paraît exercer beaucoup
d'influence sur le développement des tubercules pulmonaires ; en général, c'est à

cette cause qu'est due la très grande fréquence de cette redoutable maladie chez
les portiers, chez les ouvriers entassés dans
un atelier, etc. Les preuves que M. Baude-
loque a apportées pour démontrer le mode
d'action de cette cause sur la production de
la maladie scrofuleuse, peuvent être ap-
pliquées à la phthisie.

Une alimentation insuffisante et de
mauvaise nature est incontestablement une
condition prédisposante des tubercules; ce
n'est qu'après avoir été soumis plus ou
moins long-temps à cette cause, que bien
des sujets ont été atteints. On a noté que
la nourriture exclusivement végétale, exerce une influence spéciale sur la production
tuberculeuse, et la fréquence relative de la
phthisie, beaucoup plus grande chez les
herbivores que chez les carnivores, semble
avoir confirmé cette opinion. M. Andral
fait remarquer que les habitans de Londres,
bien que soumis à une alimentation plus
animale que partout ailleurs, sont très dis-
posés à la phthisie, mais il faut se souvenir que les individus qui demeurent à Londres, sont sous l'influence de causes puis-
santes à la production des tubercules, et
que d'ailleurs les excès nombreux et divers

dans cette même alimentation, si communs chez nos voisins d'outre manche, doivent être ajoutés à la somme des causes déjà si nombreuses, que leur résultat nous a fait constater.

Nous signalerons encore l'absence d'insolation ; la vie trop sédentaire[1], la réclusion, l'habitation des grandes cités, le défaut d'exercice au grand air. Les passions tristes, profondes et prolongées, sont considérées par Laënnec comme une des causes occasionnelles de la phthisie. Il cite à l'appui de son opinion une communauté religieuse de femmes dans laquelle, dit-il, non seulement on fixait habituellement l'attention des recluses sur les vérités les plus terribles de la réligion ; mais on s'attachait à les éprouver par toutes sortes de contrariétés, afin de les faire parvenir, dans le plus court espace de temps, à un entier renoncement à leur propre volonté. Dans cette maison, toutes les religieuses cessaient d'avoir leurs menstrues un mois ou deux après leur arrivée, elles devenaient phthisiques en peu de temps. O fanatisme stupide, par quelles aberrations fais-tu passer tes victimes! L'onanisme et tous les excès vénériens concourent puissamment aussi à produire la phthisie. On a encore placé la syphilis, les dartres, le scorbut, la goutte, le rachitisme, au nombre des causes que nous signalons; sans doute on voit la phthisie se montrer quelquefois chez des individus atteints de ces diverses maladies; mais il pourrait bien n'y avoir qu'une simple coïncidence, tant est douteuse la part qu'elles ont pu prendre dans la manifestation tuberculeuse.

3° Causes de phthisie dont l'action s'exerce sur l'appareil pulmonaire.

Respiration. — Fréquemment la phthisie pulmonaire se développe chez les sujets qui fatiguent leurs poumons, comme les avocats, les acteurs, les musiciens. Ceux qui respirent un air chargé de certaines poussières végétales, minérales ou animales, tels que les meûniers, les plumassiers, les plâtriers, etc., sont aussi sujets à cette maladie. L'inspiration de certains gaz, du chlore surtout, a aussi été signalée. On a souvent parlé de l'influence de certains vêtemens, entre autres du corset. Pas plus que Louis, nous ne pouvons admettre cette influence.

Un point étiologique bien important de la phthisie consiste dans l'appréciation du rôle que joue, dans la production des tuber-

cules l'inflammation de l'appareil respiratoire. Dans leurs nombreuses controverses,
les pathologistes ont émis là-dessus deux
opinions principales. Suivant les uns, l'évolution des tubercules est précédée d'un travail inflammatoire; d'après les autres, l'inflammation est tout-à-fait étrangère à la production de ces corps. Les raisons de ceux
qui veulent que les tubercules soient un
produit de l'inflammation ou de l'irritation
sont 1° que la plupart des phthisiques ont
éprouvé avant la naissance de leur maladie
de fréquens rhumes; 2° qu'au voisinage des
grosses bronches, au sommet du poumon,
se trouvent ordinairement les tubercules;
3° que chez les individus morts de phthisie,
la muqueuse bronchique présente très fréquemment des traces de rougeur inflammatoire; 4° qu'à la suite de la pneumonie on
a trouvé dans les portions de poumon hépa-
tisées des tubercules à l'état naissant, tandis
qu'on n'en voyait pas dans les parties que
l'inflammation avait respectées; 5° l'effet
immédiat de déterminer des congestions
pulmonaires qu'ont le plus souvent dans
leur mode d'action les causes reconnues capables de produire des tubercules. L'action
pathogénique de l'inflammation sur les tu-

bercules a été soutenue avec le plus de force par Broussais et ses disciples. Ils prétendent que l'inflammation intense ou prolongée peut, indépendamment de toute prédisposition, être toujours suivie de la dégénérescence tuberculeuse. MM. Bouillaud, Cruveilhier, Andral et quelques autres, tout en accordant une large part à l'inflammation dans la formation des tubercules, admettent cependant que pour que cette cause soit suivie d'effet, il faut nécessairement une prédisposition antécédente. Dans son article sur la phthisie (Dict. de Méd.), M. Andral, après avoir signalé des faits favorables à son opinion, établit parfaitement sa manière de voir.

Une doctrine toute différente sur la formation des tubercules a été professée d'abord par Bayle et Laënnec et après eux par Louis et M. Chomel. Pour eux, la tuberculisation reconnaît pour cause prochaine, un vice répandu dans toute l'économie, une disposition générale d'où résulte une aberration de nutrition inconnue dans sa source, mais manifeste par ses effets. Ils opposent aux argumens, à l'aide desquels on veut démontrer que les tubercules sont une terminaison de l'inflammation, qu'on a trouvé des tubercules dans des poumons d'individus qui ne toussaient pas à l'époque de leur mort, et qui n'avaient même jamais eu de rhume ; que tous les jours on observe des milliers de bronchites qui ne sont pas suivies de la phthisie, que, si l'on a vu les tubercules apparaître consécutivement à la pneumonie, les cas en sont si rares, qu'on doit les considérer comme exceptionnels. Sans doute, disent ces médecins, souvent la phthisie débute comme une bronchite simple, mais rationnellement on peut ad-mettre que des tubercules existaient avant l'inflammation de la muqueuse des bron-ches, et que celle-ci a été la conséquence de l'irritation que la présence de ces corps étrangers dans le tissu pulmonaire a oc-casionnée. Le catarrhe pulmonaire, conco-mitant de la phthisie, est donc toujours, d'après cette opinion, un effet consécutif des tubercules, au lieu d'en être la cause productrice. On peut appliquer le même raisonnement à l'hémoptysie, considérée alternativement comme cause ou comme effet des tubercules du poumon.

Ces deux doctrines nous semblent enta-chées d'erreur dans ce qu'elles ont de trop exclusif. Il nous paraît évident que l'inflammation, quelque intense et prolongée qu'elle soit, ne peut pas déterminer l'évolution des tubercules chez les individus qui n'y sont pas prédisposés, mais il est clair que les congestions sanguines actives qui surviennent dans l'organe de la respiration, exercent l'influence la plus fâcheuse et sur l'apparition et sur la marche des tubercules; lorsque existe la prédisposition, il nous paraît également démontré que les tubercules peuvent naître sans congestion ni inflammation chez des sujets très prédisposés. Cette manière de voir, qui est aussi celle de M. Fabre, et à peu de choses près celle de M. Roche, a été développée par ce dernier dans le *Dictionnaire de Médecine et Chirurgie pratiques.*

SYMPTÔMES.

Persuadé avec les écrivains modernes que l'habitude des anciens nosographes d'établir trois périodes dans la symptômatologie tuberculeuse, est vicieuse, nous passerons en revue chaque symptôme, tâchant d'en apprécier la valeur diagnostique.

Nous tracerons pourtant ce qui se passe dans la majorité des cas. Ainsi, sans cause apparente, ou sous l'influence de celles que

nous avons tâché d'apprécier, on voit survenir une toux, plus ou moins opiniâtre,
plus ou moins vive, habituellement sèche
le soir, accompagnée le matin de crachats
variables en quantité et en qualité, souvent striés de sang, puriformes; des hé-
moptysies plus ou moins fortes et répétées.
Le malade est oppressé surtout le soir; il
ressent des douleurs passagères et rares entre les épaules, où souvent elles peuvent
être fixes, et dans divers endroits de la poitrine. La percussion et l'auscultation don-
nent un son mat et l'absence du bruit respiratoire là où existent des masses tuberculeuses, et au contraire, plus de sonoréité,
le tintement métallique, la respiration ca-
verneuse, le gargouillement et la pectoriloquie, dans les points qui correspondent
aux excavations. Surviennent plus tard des
sueurs visqueuses, grasses, se déclarant
tous les matins, et souvent lorsque le malade s'endort: rarement ces sueurs sont gé-
nérales, ordinairement elles se bornent à la
partie supérieure du corps. Surviennent
enfin l'aphonie, la saillie des pommettes,
l'excavation des yeux, l'incurvation des
doigts, une diarrhée colliquative, le marasme, en un mot, toute la série des symp-

tômes de la troisième période, dont Arétée a fait une peinture à la fois si vraie et si énergique.

Voyons à présent, en particulier, chacun de ces symptômes.

Toux. — Quoiqu'il manque quelquefois, c'est pourtant le symptôme le plus fréquent de la phthisie. Quoique les tubercules persistent, la toux peut cesser pendant un certain temps, l'irritation exercée par la présence de ces corps sur le tissu du poumon et les bronches, et par le contact sur la membrane muqueuse aérienne des matières sécrétées, la produit. Avec l'irritation bronchique, elle diminue ou augmente ; souvent elle n'existe que par intervalles aux premières époques de la tuberculisation. Lorsqu'on trouve des tubercules crus ou ramollis disséminés dans le poumon, et que la muqueuse aérienne est blanche dans toute son étendue, on est autorisé à penser qu'après s'être montrée plus ou moins intense au début, la toux a pu disparaître complètement pour ne plus se montrer.

Le plus souvent, dès le début, la toux est humide, et elle se manifeste par quintes. Lorsque la muqueuse des bronches

sécrète peu, ou que les tubercules ne ramollissent pas, une toux petite et sèche, se
montrant dès le début, peut demeurer telle
jusqu'à une époque très avancée de la maladie.

Une circonstance que les malades ne
manquent pas de regarder comme fort heureuse, mais qui a pour le médecin une toute
autre valeur, c'est qu'à mesure que les cavernes se forment, la toux devient habituellement moins pénible.

Dans les cas analysés par Louis, la toux
était très variable dans son apparition, dans
sa manière d'exister et dans sa cessation,
bien que les lésions pussent être semblables. Nous avons observé un jeune sujet
chez lequel la toux et l'expectoration ont
été presque nulles dans une très longue période à la fin de sa maladie ; il existait dans
le poumon une multitude de tubercules,
dont un grand nombre était à l'état de ramollissement.

Il suit de tout ce que nous venons de
dire, que la toux n'a rien d'assez caractéristique pour beaucoup éclairer le diagnostic de la phthisie.

2° *Expectoration.* — Le produit de l'expectoration étant fourni par la muqueuse

des bronches, tant que les tubercules sont à l'état de crudité, elle doit subir toutes les modifications de la bronchite aiguë ou chronique; mais quand arrive la période de ramollissement, les crachats contiennent une matière blanche, friable, sous forme de stries ou de grumeaux; souvent cette production est de la matière tuberculeuse. Néanmoins ces grumeaux peuvent provenir d'une sécrétion amygdaline, et ces stries des ramifications bronchiques; on peut quelquefois retrouver dans les crachats des fragmens de matière tuberculeuse très reconnaissables: Laënnec a même vu chez un sujet, un fragment considérable de cette matière, auquel adhérait un morceau de tissu pulmonaire. Pour éviter une erreur facile dans la distinction de la matière sécrétée par les cryptes muqueux des amygdales et la tuberculeuse, le même auteur indique le moyen suivant: en écrasant la matière amygdaline, elle répand une odeur fétide, et si on la fait chauffer sur du papier, elle le graisse.

Les cavernes une fois formées, on retrouve dans les crachats la matière tuberculeuse et le pus qui est sécrété à leur intérieur, mêlés au mucus bronchique; mais leurs caractères physiques présentent beaucoup de variétés. Une sérosité trouble accompagne souvent les crachats que l'on voit comme autant de disques, isolés les uns des autres, à bords quelquefois frangés, gagner le fond du vase ou surnager cette sérosité. Dans d'autres circonstances, le liquide séreux manque, et l'on voit l'expectoration sous forme de masses opaques, cendrées, grisâtres, verdâtres ou d'un rouge sale. Les crachats peuvent aussi présenter là forme arrondie et vermiculaire que leur impriment les bronches. Les crachats en plaques arrondies et isolées, surnageant un liquide qui ressemble à une solution épaisse d'eau de gomme, ont été reconnus avec raison exister bien plus fréquemment dans le cas d'excoriation tuberculeuse, que dans toute autre occasion; nous devons dire aussi que les crachats formés par une matière caséiforme, en fragmens, presque sans mélange de mucosités, sont les plus caractéristiques de la phthisie. Néanmoins nos observations nous ont convaincu du peu de confiance que l'on doit souvent accorder à l'examen de l'expectoration dans la phthisie pulmonaire. En effet, nous avons rencontré fréquemment dans des catarrhes chroniques des crachats ayant les caractères que nous venons de décrire, comme les plus capables de dénoter la tuberculisation; de plus la phthisie peut parcourir toutes ses périodes, comme nous l'avons vu plusieurs fois, sans que l'expectoration presque entièrement nulle, puisse la faire soupçonner. M. Andral, dans sa *Clinique médicale*, dit qu'il a vu la phthisie arriver à une terminaison fatale, sans que les malades aient présenté aucune espèce d'expectoration. Le même auteur a vu l'expectoration sous la forme intermittente.

Pendant le cours de l'affection pathologique qui nous occupe, il survient parfois une expectoration subite, abondante et puriforme, c'est ce qu'on nomme une vomique. Hippocrate et les anciens regardaient les vomiques comme de véritables abcès pulmonaires. Il appartenait à Laënnec de fixer l'opinion là-dessus : les vomiques sont, d'après lui, le produit du ramollissement d'une masse tuberculeuse d'un grand volume.

Il arrive quelquefois, mais, hélas! trop rarement, qu'après ces sortes d'expectorations, la toux et les crachats suivent une marche de décroissance rapide et soutenue, et que le malade est rendu à une santé parfaite; mais le plus souvent c'est un calme trompeur, le mal reprend son cours, et l'infortuné succombe.

La vomique peut être simulée par une gangrène du poumon, ou par une sécrétion vraiment surprenante des bronches. Nous avons vu cette simulation chez un sujet atteint de pleurésie chronique.

Si la toux peut exister sans expectoration, celle-ci peut se montrer aussi sans être précédée d'aucune espèce de toux, comme M. Roche l'a observé.

Depuis long-temps on a cru éclairer le diagnostic de la phthisie, en constatant la présence du pus dans les crachats. Les diverses expériences qu'ont faites MM. Landré-Beauvais, Andral, Gueterbock (de Berlin), Micaël, Donné, Kuln, n'ont amené rien d'assez positif pour que nous devions nous en occuper ici.

3° *Hémoptysie.*—Sans être très constante, l'hémoptysie se montre très souvent dans la phthisie, et à des époques très diverses. Nous l'avons vue être le seul symptôme dans un cas de phthisie, que M. le docteur Gintrac appela phthisie graveleuse. Quoique la tuberculisation ne soit heureusement pas la conséquence nécessaire de l'hémoptysie, on doit pourtant avoir toujours des craintes dès que celle-ci apparaît une première fois. Le sang expectoré par les tuberculeux provient de trois points principaux : 1º de la muqueuse bronchique ; 2º du parenchyme pulmonaire ; 3º des parois d'une caverne dans laquelle il peut être exhalé ou fourni par la rupture d'un vaisseau. D'après les observations de Louis, les hommes sont d'un tiers plus souvent hémoptoïques que les femmes. De quelle valeur diagnostique est ce symptôme? Louis dit que l'hémoptysie qui précède la toux et les crachats, alors surtout qu'elle est forte, annonce la présence des tubercules, ou leur imminente formation, à part les cas où on peut les rapporter à une cause donnée. Quoique nous ne soyons pas de force à lutter contre une puissance telle que Louis, nous appuyant sur les observations de plusieurs auteurs et sur celles qui nous sont propres, nous croyons pouvoir dire que les exceptions à la règle posée par ce grand observateur sont plus nombreuses qu'il ne le pensait.

4º *Dyspnée.* — Il est surprenant que Laënnec, si bon observateur, n'ait point parlé de ce symptôme. Dans son *Traité de la Consomption*, M. Clark dit que la dyspnée est plus fréquente qu'on ne le pense. M. Fournet dit aussi l'avoir observée très souvent. Louis a constaté, d'après ses observations, que la dyspnée était généralement peu considérable. Le plus grand nombre d'auteurs écrivent que chez la plupart des phthisiques la respiration n'est que médiocrement gênée. Il nous est facile de nous expliquer cette divergence d'observation des auteurs, quand nous nous souvenons que lorsque nous étions appelé à rendre compte de nos observations cliniques, très souvent nous avions constaté sur ce fait, comme sur tant d'autres, ce que peu d'instans auparavant nos collaborateurs n'avaient pas remarqué, et *vice versâ*. Il est d'ailleurs essentiel de se fixer sur le degré de cette dyspnée que les phthisiques ne peuvent guère manquer d'éprouver plus ou moins. Nos observations nous permettent de partager entièrement l'opinion que M. Andral a émise dans ses notes au *Traité de l'Auscultation* de Laënnec, sur l'existence d'une dyspnée très considérable dans une des formes de la phthisie aiguë.

5° *Douleur*. — C'est un symptôme inconstant et infidèle : la plupart des malades ne l'accusent pas. Mais ici encore, si on prend la peine d'interroger les sujets intelligens, on pourra se convaincre qu'il existe une douleur peu développée ; elle est très vive chez quelques malades. Deux variétés de douleurs ont été signalées par M. Fournet : les douleurs vagues, mobiles, variables pour le siége se rapportent à l'une, celles qui sont vives, comme dans la pleurésie, appartiennent à l'autre. De ses recherches ce médecin conclut que les phthisies tout-à-fait indolores sont les plus rares. La douleur était pour Laënnec un phénomène peu ordinaire ; il l'attribuait, quand elle était vive, soit à une névralgie, soit à des pleurésies ou à des pneumonies très légères. Quand les tuberculeux se plaignent de douleurs, on trouve à la nécropsie des adhérences pleurétiques dans les points correspondans aux lieux où ces douleurs existaient. Louis a vu un cas remarquable d'exception à cette règle d'observation. Il y a environ dix-huit siècles qu'Arétée rapportait les douleurs de poitrine à la plèvre. Ce point scientifique paraît fort bien démontré par Louis, MM. Andral, Fournet et autres. Nous avons pu constater le fait un grand nombre de fois, et nous ferons remarquer que rien n'est plus commun, et plus rarement observé, que ces affections de la plèvre amenant des adhérences de cette séreuse.

La douleur qui se fait sentir entre les deux

épaules, lieu dépourvu de plèvre, ne saurait être de quelque valeur de diagnostic.

SIGNES PHYSIQUES DE LA PHTHISIE PULMONAIRE.

1° *Percussion.*—Tant que le parenchyme qui entoure les tubercules crus ou ramollis, ou une excavation qui leur a succédé, est sain et perméable à l'air, la sonoréité du thorax peut être restée à l'état normal ; elle peut être augmentée s'il existe une caverne vaste dont les parois soient amincies et contenant peu de liquide; s'il y a emphysème d'une partie du poumon ; si, à l'ouverture d'une caverne dans la plèvre, a succédé un pneumothorax. Laënnec a le premier remarqué que la poitrine des phthisiques à l'état de marasme a une très forte résonnance.

Quelquefois, lorsque la sonoréité augmente, l'on entend un frémissement que Laënnec a comparé à celui que donne un pot fêlé, ou bien un bruit semblable à un tintement métallique. C'est à l'existence d'une caverne superficielle, recouverte de parois thoraciques fort minces, et quelquefois à une ossification des cartilages intercostaux que ce phénomène est dû.

Quand il y a agglomération de nombreux

tubercules, ou que le poumon est hépatisé autour d'eux, ou bien quand existe dans la plèvre un liquide épanché, la sonoréité pectorale peut être diminuée, et on peut trouver en divers points un son mat. Il est facile de concevoir, d'après cela, pourquoi au son mat peut succéder une grande sonoréité, autour de laquelle peut exister beaucoup de matité due à une induration du poumon.

2° *Auscultation.* — Si dans quelques circonstances l'auscultation n'éclaire pas essentiellement le diagnostic de la phthisie, il n'en est pas moins vrai que dans la plupart des cas elle le rend plus précis et plus rigoureux. Souvent on a découvert à son aide des cavernes chez des individus qui ne paraissaient atteints que d'une bronchite de peu d'importance (1); mais il faut être prudent dans l'emploi de ce mode d'investiga-

(1) Laënnec, appelé dans une grande ville du Midi auprès d'un jeune homme riche, atteint d'une affection de poitrine qui durait déjà depuis assez de temps, et dont le diagnostic n'avait pu être établi, procéda, en présence des sommités médicales du lieu, à l'examen de la poitrine de son consultant. Après une première exploration, il crut pouvoir déclarer qu'il ne s'agissait pas d'une tuberculisation; et déjà la jubilation était grande dans cette famille trop justement affligée; lorsque un examen plus attentif lui fit constater l'existence d'une caverne. Le malheureux succomba, et, à l'autopsie de son cadavre, on se convainquit de l'exactitude du diagnostic établi par Laënnec.

tion , si on ne veut commettre de• graves erreurs.

Le docteur Jakson, de Boston , a signalé, en 1837 , une particularité dans le bruit respiratoire, pouvant, dit-il, révéler l'affection tuberculeuse à son début ; le murmure respiratoire n'est guère appréciable à l'état de santé, au moment de l'expiration ; il n'en serait pas de même dès que la densité du poumon s'accroît. D'après cet auteur , le bruit d'expiration deviendrait de plus en plus distinct et superficiel, au point de ressembler à une seconde respiration et de dépasser souvent en intensité , même de masquer totalement le murmure respiratoire. Dans sa thèse (Strasb. 1836), M. Hirtz a signalé un changement particulier dans le bruit de la respiration , auquel il a donné le nom de bruit respiratoire râpeux, lequel survient principalement lorsque les tubercules sont à l'état de crudité. M. Clark a écrit que sous les clavicules la respiration était moins facile et moins pure, et qu'un souffle puéril la remplaçait souvent. Les données du docteur Jakson ont été confirmées par M. Fournet. Cet auteur , après avoir décrit certaines particularités du bruit respiratoire , établit cette règle générale :

Que les modifications subies par le timbre des bruits respiratoires, ont pour caractère absolument constant d'apparaître d'abord à l'expiration, et de ne s'étendre que plus tard à l'inspiration. Nous n'avons pu constater que bien rarement ce que M. Fournet dit exister toujours. Nous pensons qu'on ne peut pas accorder une confiance illimitée à l'assertion de cet écrivain.

M. Petrequin a indiqué, en 1836, certains râles qui se manifestent dans la première période des tubercules, et dès le commencement de leur ramollissement, lesquels servent à reconnaître leur présence. M. Fournet les a aussi indiqués sous le nom de froissement pulmonaire, craquement sec et craquement humide. Le premier correspond à la période de crudité, le second au travail de ramollissement et d'élimination.

Lorsqu'une caverne est creusée en un point du poumon, l'air qui y pénètre librement, rencontrant les matières liquides qu'elle contient ordinairement, produit une espèce de râle humide, qui, en raison de la sensation qu'il communique à l'oreille, est très justement désigné par le nom de *gargouillement*. Quoique ce bruit puisse résider dans les bronches, on peut dire cependant qu'il indique d'une manière assez certaine l'existence d'une excavation. Si une portion considérable du poumon est indurée, l'air inspiré s'arrêtant dans les gros tuyaux des bronches, le bruit respiratoire devient bronchique; il est caverneux si par de grands conduits il entre dans une excavation. Laënnec a nommé respiration amphorique une résonnance particulière qui accompagne le bruit respiratoire dans une caverne vide.

La *pectoriloquie*, cette résonnance particulière de la voie désignée par Laënnec, et si bien décrite par lui, ne peut pas laisser de doute, lorsqu'elle est bien prononcée, sur l'existence d'une caverne, les auteurs ajoutent : là où elle se fait entendre. Ici nous devons faire connaître le résultat de nos recherches. M. Fouché, notre ami et collaborateur de clinique, constata le premier l'existence de la pectoriloquie sous la clavicule droite d'une femme de 45 ans, entrée à l'hôpital avec des signes de pneumonie chronique arrivée à son dernier degré de gravité. A l'autopsie, nous ne trouvâmes pas la moindre excavation dans toute la partie supérieure de ce côté de poumon; mais il existait une énorme caverne qui, de la partie moyenne du poumon droit, s'éten-

dait à travers le médiastin jusques à l'œsophage. La pectoriloquie peut-elle être en-
tendue dans un rayon même assez étendu
d'une excavation? Cette observation et
quelques autres, à la vérité moins précises,
nous le feraient penser. Un très grand
nombre de fois nous avons trouvé la pectoriloquie sous les clavicules, et à la nécropsie nous n'avons pas vu d'excavation à cet
endroit; bien plus, il n'en existait pas dans
tout le poumon. Nous étant livré à des recherches nombreuses et variées sur ce sujet, nous avons rencontré ce retentissement
de la voix sous les clavicules d'une infinité
de sujets atteints de bronchites chroniques;
enfin, nous avons constaté l'absence de la
pectoriloquie chez des individus qui sont
morts tuberculeux. Est-ce à dire que ce signe ne doive être compté pour rien dans le
diagnostic de la phthisie? Loin de nous une
pareille assertion. Nous voulons seulement
conclure du résultat de nos recherches que
l'existence de la pectoriloquie bien caractérisée est un phénomène assez rare; que dans
un grand nombre de cas la pectoriloquie et
la broncophonie se confondent par des nuan-
ces telles qu'il est fort difficile de les distinguer, et que dans ces cas douteux on ne

peut tenir compte de ce retentissement de la voix dans le stéthoscope qu'autant qu'il coïncide avec d'autres caractères appartenant à la phthisie pulmonaire. Nous concluerons de tout ce que nous avons dit sur l'auscultation que quelquefois ce moyen d'investigation est impuissant à éclairer le diagnostic de la tuberculisation, que les seuls signes pathognomoniques sont le gargouillement qui se fait entendre là où la pectoriloquie a été bien constatée.

3° *Palpation.* — M. Fabre dit que la main appliquée sur la poitrine d'un tuberculeux, percevra d'autant moins vibrer les parois thoraciques que les poumons auront acquis plus de densité. C'est pendant que le malade tousse ou parle que l'on obtient ces vibrations. Nous n'avons pas vérifié ce fait.

4° *Inspection et Mensuration.* — Si on examine la région antérieure du thorax, on voit si ses deux côtés sont égaux, et si pendant la respiration la mobilité y est pareille. Chez les tuberculeux, on remarque ordinairement une dépression plus ou moins notable sous la région claviculaire du côté malade, et pendant l'acte respiratoire on voit que ce côté se dilate moins. Si l'on mesure une poitrine saine, on trouve le côté droit un peu plus ample, et le diamètre transversal le plus développé. **M.** Hirtz et **M.** Woilliez ont remarqué, qu'excepté dans les cas de phthisie aiguë, la poitrine des tuberculeux tend à devenir cylindrique, puis à prendre en quelque façon la forme prismatique; dans le cours de la maladie la circonférence du sommet diminue successivement par rapport à celle de la base. Le résultat de nos recherches nous permet de confirmer, jusqu'à un certain point, l'assertion de ces auteurs. Chez quelques-uns de nos sujets nous avons trouvé le diamètre de la base de quelques centimètres plus considérable que celui du sommet.

Nous ne nous occuperons pas de l'antophonie, puisque ce mode d'explorer n'a rien fourni au diagnostic des tubercules.

SYMPTOMES GÉNÉRAUX ET COMPLICATIONS.

Signes que fournissent quelques désordres fonctionnels.

Circulation. — L'opinion des auteurs est que le plus souvent les tubercules existent depuis un certain temps lorsque se déclare le mouvement fébrile, et que ces mouvemens de fièvre erratique qui se manifeste d'abord, arrivent à mesure que le nombre

des tubercules augmente ou qu'ils se ramollissent. Nous ne pouvons pas dire d'une manière positive si le premier développement
de la tuberculisation réagit sur le système
circulatoire; mais nous aurons bientôt à
nous expliquer sur la valeur pathognomoni-
que que nous attachons à la fréquence du
pouls, lorsque encore l'existence des tubercules peut à peine être soupçonnée. A ces
légers mouvemens fébriles succède une fièvre qui, absente pendant la journée, revient
le soir jusqu'à ce que, à une période plus
avancée de la maladie, la fièvre devienne
continue, avec des exacerbations qui ont
lieu le soir, et quelquefois à midi et au dé-
clin du jour.

Bien rarement le frisson précède le re-
doublement. L'accélération du pouls, la
peau plus chaude, et un sentiment de chaleur très prononcé dans la paume des mains
marquent habituellement son invasion. On
remarque alors qu'il y a plus d'oppression
et que la toux est plus fréquente et plus pénible. Une sueur plus ou moins abondante
ayant lieu, surtout à la tête, au cou et à la
poitrine, termine vers le matin ces phénomènes qui ont duré toute la nuit. On peut
voir manquer, ou bien se suspendre pour

reparaître ensuite, la sueur qui accompagne presque toujours et caractérise la fièvre hectique des tuberculeux. Lorsque cette sueur, qui peut se montrer dans d'autres affections, se joint au dépérissement et au marasme, elle peut en imposer sur l'existence de la phthisie. M. Andral, dans sa *Clinique médicale*, cite un fait de ce genre, où un abcès, développé dans la rate, mentit, dit-il, tous les symptômes de la phthisie (1). Quant à l'absence complète de la fièvre pendant tout le cours de certains cas de phthisie, il ne faut rien moins que l'autorité de ceux qui l'ont écrit pour que nous puissions l'admettre.

Nous avons dit que nous aurions à nous expliquer sur la valeur diagnostique de la fréquence du pouls, alors même que rien ne paraît trahir encore la présence de l'hôte redoutable et à jamais maudit qui, logé dans un organe si essentiel à la vie, va bientôt le détruire, et avec lui cette vie toujours précieuse et souvent indispensable à la double existence et au bonheur de tant de victimes

---

(1) Nous avons vu à la Charité, alors que nous étions attaché au service de M. le professeur Velpeau, les symptômes de cette maladie mentis chez une jeune fille qui succomba lentement à une résorbtion purulente.

secondaires d'une si déplorable affection
à moins qu'une main habile, heureuse et
bénie ne s'oppose à de si terribles ravages.
C'est à M. le docteur Gintrac, professeur de
clinique médicale à l'École de Médecine de
Bordeaux, que nous sommes redevable d'a-
voir porté une attention toute particulière
sur un signe auquel nous accordons tant de
valeur. Cet habile observateur a constaté
depuis très long-temps, et d'après une multitude d'observations, que la fréquence du
pouls est du plus fâcheux augure, alors même
qu'elle ne coïnciderait qu'avec de très légers
indices d'un commencement d'existence de
tubercules pulmonaires. Nous nous sommes
livré à de nombreuses recherches là-dessus,
et l'observation est venue constamment confirmer la vérité de cette assertion, d'où
nous croyons pouvoir établir que lorsqu'à
une petite toux, à de légères douleurs dans
le thorax, en un mot à ces quelques légers
symptômes, à l'aide desquels on ne peut
encore rien préciser, se joint la fréquence
du pouls, laquelle résiste aux moyens rationnels employés pour en triompher, on
peut annoncer qu'il y a des tubercules dans
le poumon.

Si à une période avancée de la maladie,

on tire du sang de la veine, il se recouvre d'une couenne semblable à celle que l'on observe dans la pneumonie aiguë ou dans le rhumatisme articulaire. Le plus souvent, c'est un caillot à bords relevés recouvert d'une couenne dense, d'un jaune verdâtre, surnageant une abondante quantité de sérum; l'aspect de ce caillot est en tout celui d'une tumeur carcinomateuse ulcérée. MM. Andral et Gavaret ont constaté le décroissement des globules et l'augmentation de la fibrine, surtout à la période de ramollissement et quand il y a excavation; comme tous les matériaux solides du sang, la fibrine diminue alors qu'il y a marasme.

Appareil respiratoire. — Lorsque l'épiglotte est ulcérée, il existe une douleur fixe au-dessus du cartilage thyroïde ; la déglutition est difficile, souvent les boissons sortent par le nez.

Les diverses altérations de la voix, depuis une légère modification jusqu'à l'aphonie, et la douleur diversement sentie, dénotent des ulcérations plus ou moins profondes du larynx.

Les seuls symptômes qu'on puisse assigner aux ulcérations de la trachée, sont le

sentiment d'un obstacle et d'un peu de chaleur derrière l'os sternal.

Quoique le plus communément le larynx
ne devienne malade qu'à une époque plus
ou moins avancée de la maladie, il est d'observation que chez certains sujets l'inflammation laryngienne est le point de départ
de la phthisie. M. Pravaz en cite deux cas
dans sa thèse, terminés par la guérison.

La pneumonie est extrêmement fréquente.
Cette maladie intercurrente peut exister à
l'état aigu ou chronique; ce qu'il y a de
remarquable, c'est qu'à l'état aigu elle ne
donne pas toujours lieu à l'expectoration
caractéristique. Souvent aussi les autres signes ne dénotent rien de positif, ce qui est
très fâcheux, car la terminaison funeste en
est hâtée, ou tout au moins le développement ou le ramollissement des tubercules
en sont favorisés.

Nous avons dit, en parlant de la douleur,
qu'elle était le symptôme à peu près constant des adhérences que la plèvre contracte
si souvent avec le poumon. Si chez un malade qui a des excavations il survient brus-
quement une douleur violente, accompagnée de dyspnée et d'anxiété, si l'auscultation ne laisse pas percevoir le bruit respira-

toire et qu'un son clair soit obtenu là où
l'on ne peut entendre la respiration ; si surtout on y perçoit le tintement métallique ,
on peut conclure qu'une communication
vient de s'établir entre une caverne et la
plèvre : nous avons observé ces phénomènes
chez un sujet qui , par suite d'une communication qui s'établit entre la plèvre et une
bronche, rendit par cette dernière voie la
matière d'un épanchement pleurétique.

On ne peut constater la présence des tubercules dans les ganglions des bronches
que par la nécropsie.

Appareil circulatoire. — Nous avons exa-
miné plus haut les diverses altérations qui ,
dans la phthisie , accompagnent presque
constamment les fonctions du cœur ; plusieurs fois cet organe présente un degré variable de dilatation anévrismatique ; c'est à
cette complication, ou à un autre obstacle à
la circulation veineuse qu'il faut rapporter
les suffusions séreuses que l'on voit dans
certains cas de phthisie. Nous avons très
souvent remarqué que les battemens du
cœur se faisaient entendre avec une égale
force dans certains endroits , et plus ou
moins dans tous les points du thorax. M. Andral avait dit que bien souvent dans ces cas

ce n'était point dans un état morbide de cet organe qu'il fallait en rechercher la cause, mais assez fréquemment dans la simple induration qu'a subie le poumon. Nous avons pu nous convaincre, après avoir constaté le fait, qu'il ne tenait pas à une lésion du cœur.

Appareil digestif.—Très souvent, la phthisie pulmonaire est accompagnée de gastrite, qui existe ordinairement sous la forme chronique.

C'est quelquefois au début que la gastrite aiguë se montre. Ainsi, au milieu d'une santé parfaite, on voit débuter les symptômes qui caractérisent cette affection; la toux qui l'accompagne souvent, ne tenant pas ici à la même cause, persiste après que tous les autres phénomènes gastriques se sont amendés, ou ont entièrement cessé; une dyspnée souvent très considérable survient, et successivement tout ce qui se montre au début de la tuberculisation. C'est ainsi que débuta chez l'infortuné Jean-Paul la maladie qui, après lui avoir fait subir toutes les tortures de la souffrance et du désespoir, terribles épreuves qu'il supporta avec un calme et une résignation dignes d'un meilleur sort, l'enleva enfin à sa famille dont il était l'idole et le soutien, à tant d'amis qui trouvaient dans leurs rapports avec lui tout ce que l'intimité a de charmes, et à l'art dramatique dont il était une des gloires.

Le dépérissement des malades a pour principale cause cette diarrhée colliquative que la plupart du temps rien ne peut même amender. Par suite des ulcérations intestinales qui existent souvent chez les tuberculeux, l'intestin qui en est le siége peut être perforé, d'où un épanchement qui peut amener une péritonite sur-aiguë. Dans d'autres circonstances, ce sont les symptômes typhoïdes qui viennent, comme dans les cas de perforation, hâter la terminaison funeste d'une existence que tout semble avoir vouée à une mort certaine et prompte.

Signes tirés de la forme des doigts.

De tout temps les auteurs ont parlé d'une forme particulière que revêtent les doigts des tuberculeux. MM. Pigeau et Trousseau ont assigné aux phthisiques des doigts arrondis à leurs extrémités, mousses et plus gros dans ce point qu'à la partie supérieure de la phalange. M. Alquier a publié dans le *Bulletin médical du Midi*, des recherches d'après lesquelles il conclut que ce signe existe presque constamment. Nous avons vérifié le fait chez les nombreux sujets que nous avons observés. Souvent nous avons trouvé les ongles recourbés; mais comme ce signe est très loin d'exister constamment et que nous l'avons vu dans d'autres affections, même à l'état de santé, nous ne pouvons admettre comme constantes les assertions de M. Trousseau confirmées par M. Alquier.

Marche. — Nous avons vu que les changemens successifs qui s'opèrent dans les lésions anatomiques ne suivent pas un ordre régulier, et que leur apparition est variable; d'où il résulte que les tuberculeux ne passent pas toujours par les trois périodes assignées à cette cruelle affection. Cependant, comme dans le plus grand nombre de cas la maladie suit cette marche régulière que les auteurs ont si bien décrite; nous suivrons leur exemple, puisque, d'ailleurs, c'est la voie la plus méthodique. Reid a fait de ces trois périodes de la phthisie un tableau auquel des auteurs célèbres ont puisé certains traits de celui qu'ils en ont fait eux-mêmes. Nous lui en emprunterons nous aussi quelques-uns de celui que nous allons tracer.

1re *Période.* — Si après des crachemens de

sang variables, des pandiculations, des bail-
lemens, avec chaleur à la paume des mains
et à la plante des pieds, se présente une
toux incommode, sèche le plus souvent,
qu'accompagnent des douleurs diverses
dans la poitrine et à la tête, tracassant le
malade pendant la nuit; quelques frissons
légers, un peu de chaleur fébrile, avec un
sentiment de douleur dans les membres et
les articulations, on a l'ensemble des symptômes qui caractérisent cette première période de la maladie tuberculeuse. Si cette
toux, qui trouble le sommeil, occasionne la
diminution des forces et de l'embonpoint,
on peut croire à l'existence des tubercules.
Dans cette position du malade, l'appétit, qui
reste presque constamment, peut même être
augmenté. La gorge est ordinairement le
siége d'une chaleur désagréable; la voix est
rauque et quelquefois éteinte; les urines
sont claires et abondantes. Nous regrettons
que notre cadre ne nous permette pas d'em-
prunter à Cullen quelques-unes des excel-
lentes réflexions qu'il fait sur cette première
période.

2ᵉ Période. — La fièvre ne tarde pas à
augmenter, et des accès se présentent après
le milieu du jour et le soir; le matin, le ma-

lade se sent soulagé par une sueur plus ou
moins abondante qui a lieu aux parties su-
périeures du corps, et ce mieux dure assez
avant dans la matinée. Mais la toux, qui est
toujours violente et que la position horizon-
tale du lit augmente , entraîne l'insomnie
jusqu'à ce qu'une sueur bienfaisante vienne
le matin procurer un peu de repos et de
sommeil. Les crachats qui sont alors plus
abondans, écumeux, présentent parfois des
stries de sang. Pendant la fièvre, les pommettes, les lèvres et les glandes des angles
orbitaires sont d'un rouge éclatant. Après
les repas, et selon leur nature, la chaleur
fébrile s'élève plus ou moins , une ardeur
brûlante et sèche se fait sentir à la paume
des mains.

La fièvre qui est en rapport avec les progrès de la maladie , se rapproche du type
continu. Dans l'après-midi , un accès se déclare, augmente jusqu'au soir et ne se termine que par la sueur du matin. Dans ce
moment, le pouls, qui est toujours fréquent,
laisse pourtant reconnaître un peu de rémission ; mais l'expectoration augmente, et les
crachats qui, le matin, sont mêlés d'une matière purulente en petites masses globulai-
res, d'un jaune verdâtre, deviennent d'une

couleur cendrée à mesure que s'approche la dernière période. Ce qui sert à nourrir la trompeuse sécurité des malades, c'est que la toux, à mesure qu'augmente la fluidité de la matière à expectorer, perd de sa force, sans être moins fréquente pourtant; et que les poumons étant moins secoués, les douleurs de tête et de poitrine sont moins vivement senties.

Lorsque la fièvre hectique a ses stades ou ses rémissions régulières et bien marquées, lorsque la sueur est excrétée tous les matins, quand les crachats, en quelque petite quantité qu'ils soient, viennent facilement, la phthisie est confirmée.

On aperçoit alors le ravage et la destruction empreints sur les divers systèmes d'organes. C'est l'évanouissement de la vivacité des yeux et leur enfoncement au fond de leurs orbites; ce sont les pommettes décharnées, le nez alongé, les tempes déprimées; c'est un amaigrissement et un desséchement général qui s'emparent de tout le corps dont les forces s'anéantissent. La toux est plus fatigante dans les momens où le pauvre infortuné réclame en vain de la nature un peu de ce repos qu'elle ne refuse même pas à celui qui ne doit se réveiller que

pour voir son supplice. La respiration est
courte et précipitée, et l'haleine d'une odeur
repoussante. Si le malade obtient un peu de
sommeil, ce sera avec des agitations et des in-
terruptions qui le lui rendent presque redoutable. Ces sueurs du matin, que nous avons
pu appeler salutaires, deviennent colliqua-
tives et très abondantes ; l'intensité de la
chaleur augmente encore et ne laisse que peu
d'instans à des rémissions à peine marquées. L'expectoration qui est très abondante est aussi plus facile, bien que sa matière soit gluante et visqueuse. Tant que les
voies digestives peuvent assimiler des sucs
nutritifs, et que toute vigueur n'est pas
éteinte, cette deuxième période de l'affection tuberculeuse, alors dans toute sa pléni-
tude, peut se continuer.

3e *Période.* — La diarrhée annonce la
troisième et dernière période de cette déplorable scène. Lorsque la maladie doit
avoir une terminaison fatale, la diarrhée ne
manque pas d'arriver comme précurseur de
cette destruction à laquelle on la voit si ac-
tivement contribuer. Il est pourtant des cas
où elle se montre à peine ; ce symptôme général de la phthisie n'est pas tellement in-
variable et constant qu'il ne survienne par-

fois des constipations opiniàtres, que suivent à la vérité de fréquentes évacuations
qui deviennent bientôt une diarrhée confirmée. Quand aux autres symptômes s'unit
cet accident, on observe une diminution notable dans la chaleur fébrile et les sueurs ;
mais le sommeil est de plus en plus éloigné
par la toux qui est toujours fréquente et fatigante; la langue, qui paraît nette, est rouge
vers sa racine, douloureuse et souvent très
sensible : des aphthes la couvrent parfois.
Les sons de la voix sont rauques et entrecoupés par de fréquentes et courtes inspira-
tions, et quelquefois par le hoquet, symptômes qui fatiguent excessivement le malheureux patient. Les extrémités inférieures
présentent un gonflement œdémateux considérable; nous l'avons vu quelquefois à un
bras et à un côté de la face qui n'était pas
toujours celui du bras œdématié. Hippocrate
avait déjà remarqué cet appétit vraiment
surprenant que nous observons souvent chez
plusieurs tuberculeux à cette période si
avancée de leur maladie. Le plus ordinairement, pourtant, c'est l'anorexie ou le dé-
goût de toutes sortes d'alimens, même des
plus ardemment désirés, dès qu'ils les ont
goûtés. Alors, avec la diminution de l'ex-

pectoration, ce qui a lieu principalement le jour, et le ralentissement des sueurs, la violence de la diarrhée augmente, les forces diminuent au point que le malade ne peut plus se livrer au moindre exercice. On voit alors de jeunes personnes qui brillaient naguère par l'éclat de leur santé, couchées tristes et défaites sur un lit de douleur, l'œil morne et éteint, les lèvres pâles et tremblantes, promenant une main décharnée et terreuse sur cette face décomposée, où la vie ne reste plus que pour laisser apercevoir les horreurs de la mort. Le moral partage aussi cette destruction anticipée; la mémoire est courte, incertaine, infidèle; cette âme si belle et si pure, où se reflétaient naguère des sensations si douces, des affections si chères, peut à peine se souvenir du bonheur qu'elle a partagé avec les siens, et de ces jouissances ineffables qu'elle a si souvent éprouvées par sa foi en celui qu'elle va trouver dans une vie meilleure. A mesure qu'approche le moment funeste, les malades éprouvent des évanouissemens quelquefois longs et fréquens. Le hoquet, s'il existe, est pénible, les ongles se contournent à l'extrémité des doigts; parfois on observe de légères convulsions, la langue, devenue vacillante , n'articule plus qu'avec peine des sons entrecoupés ; la mort termine enfin cette scène désolante, et enlève doucement à leurs souffrances ces infortunés que l'espoir de l'illusion a soutenus jusqu'au dernier moment.

L'observation nous apprend que les choses ne se passent pas toujours ainsi. Chez certains malades, la phthisie marche avec une lenteur remarquable ; chez eux le début des premiers symptômes est suivi de longues années d'une existence valétudinaire, après lesquelles ils succombent enfin.

Chez d'autres, c'est au contraire une marche très rapide qu'affecte la phthisie à la manière des maladies aiguës : ce sont tantôt les symptômes qui se succèdent avec une rapidité effrayante ; d'autres fois, ceux-ci n'existant pas, on voit, à la suite d'une toux légère qui a existé pendant quelque temps, survenir un frisson suivi d'une fièvre continue et très forte, avec dyspnée et douleur dans tel point de la poitrine, et le malade périr rapidement, après les symptômes d'une pneumonie ou d'une pleurésie.

D'autres fois, la présence et le développement rapide et simultané d'une multitude de tubercules miliaires ne sont traduits que

par une suffocation de plus en plus considérable, simulant une sorte d'asthme aigu.

La phthisie *sans matière* des anciens est
celle qui simule l'existence d'une fièvre hectique essentielle. C'est une toux légère sans
expectoration, ou s'il y a des crachats, ils
n'ont point de caractère ; il n'y a pas de
dyspnée ; les signes fournis par l'auscultation et la percussion sont ceux de l'état normal; mais il y a de la fièvre et il existe une
sueur abondante. Les progrès de l'amaigrissement sont rapides, le marasme survient et la mort termine la scène avant qu'on
ait pu constater une altération profonde des
poumons.

Laënnec appelait *phthisie irrégulière* celle
qui est précédée d'une diarrhée chronique
que des tubercules intestinaux occasionnent.
Les malades maigrissent rapidement dans
cette forme, ils éprouvent une prostration de
forces considérable, leur peau est terreuse
et n'a point cet aspect de cire qu'on remarque chez la plupart des tuberculeux. Lorsque les symptômes propres à la phthisie se
montrent, la mort ne tarde pas à arriver.

Le même auteur nomme *phthisie latente*
cette variété qui est méconnue plus ou moins
long-temps, parce que c'est pendant une

autre maladie chronique capable de produire et la fièvre hectique et l'amaigrissement, qu'elle survient. Se fondant sur ce
que très souvent on trouve des tubercules
miliaires placés en très grand nombre au
milieu d'un poumon sain chez des individus
qui n'avaient donné aucun signe de tuberculisation , Laënnec établit qu'au moins
dans leur principe la plupart des phthisies
sont latentes. Nous avons nous-même trouvé
des tubercules dans le poumon sain d'ailleurs , mais seulement très légèrement induré autour de l'un d'eux, chez une jeune
femme fortement constituée qui avait suc-
combé à une métro-péritonite puerpérale
sur-aiguë, compliquée d'éruption variolique.
Pourrions-nous citer ce fait comme un cas
de phthisie latente ? Certainement non ; car
ici les symptômes de la tuberculisation
étaient si fortement dominés par ceux de
l'affection pathologique si grave à laquelle
succomba cette femme , qu'ils purent bien
demeurer inaperçus sans qu'on puisse en
conclure qu'ils n'existaient pas. Sans doute
pendant un temps donné il peut, dans certains cas , exister des phthisies latentes,
mais elles sont bien moins nombreuses que
ne le pensait Laënnec, à cause des lumières

qu'ont fournies au diagnostic de cette première période les travaux de MM. Jakson
et Hirtz, et ceux surtout de M. Andral et
de M. Fournet, auxquels notre conviction
nous oblige d'adjoindre les observations
que nous avons présentées sur l'état de fréquence du pouls.

M. le professeur Andral parle enfin d'une
forme de la phthisie qu'il nomme intermittente, de laquelle il établit l'étiologie dans
l'article phthisie du *Dictionnaire de Médecine*. On voit, dit-il, de temps en temps les
symptômes qui l'annoncent disparaître plus
ou moins complètement, pour se reproduire
ensuite jusqu'à ce qu'enfin la maladie s'a-
vance rapidement vers une terminaison funeste. Cet état stationnaire des tubercules
cesse souvent sous l'influence de causes bien
manifestes. Ainsi, qu'un sujet chez lequel
des symptômes équivoques auront pu annoncer des tubercules, soit pris de pneumonie, même simplement de bronchite, et
quelquefois de fièvre éruptive, le travail de
tuberculisation sera activé et la marche rapide.

La grossesse influe-t-elle sur l'état stationnaire de la phthisie ? Il y a bien long-
temps qu'on pense que oui. M. Andral a été

conduit par ses observations à dire qu'il n'adopte ni ne rejette entièrement cette opinion. Nous avons vu à l'hospice de la Maternité de Bordeaux, où M. le docteur Dupouy, praticien aussi savant que modeste, a déployé avec bonheur un zèle que l'on a si mal récompensé depuis, une femme qui paraissait avoir présenté avant son entrée dans l'hospice tous les signes rationnels de la phthisie. Chez elle la parturition surtout parut exercer une heureuse influence sur l'état de sa poitrine. Nous l'avons revue un mois après sa sortie, dans un état qui nous parut très satisfaisant. Mais ce cas isolé et trop peu rigoureux ne nous empêchera pas de dire que nous manquons de faits pour établir notre manière de voir là-dessus.

Durée. — Il résulte de tout ce que nous venons de dire, que dans les cas les plus ordinaires, la durée de la phthisie est variable ; généralement on l'estime de six mois à deux ans. Des cas où les symptômes de la tuberculisation se montrent avec ou sans rémission pendant de longues années, avaient fait dire à Bayle que cette affection pouvait durer quarante ans. M. Andral cite l'observation d'un individu qui, après avoir présenté les symptômes de la phthisie pendant trente ans, mourut de cette affection à l'âge de soixante-seize ans. D'après Louis, les femmes et les enfans seraient plus sujets que les hommes et les adultes à cette forme de la phthisie qui, en peu de temps et avec une rapidité effrayante, conduit ses victimes au tombeau. Nous avons pu nous-même vérifier la vérité de ces assertions sur un certain nombre d'enfans, la plupart, du reste, atteints d'ulcères teigneux dont on les avait délivrés au moyen cruel de la calotte. Nous ne pouvons nous dispenser de dire à ce sujet que nous ne concevons pas l'absurde et déplorable incurie qui a livré, dans la plupart des hôpitaux, ces malheureux teigneux exclusivement au savoir-faire des sœurs. C'est déjà trop des mille moyens que mettent en usage ces dames pour opposer leurs préjugés aux prescriptions des médecins, sans laisser une maladie, très délicate d'ailleurs, et dont les conséquences sont si souvent funestes, à ce savoir traditionnel qui, n'en déplaise à leurs cornettes, n'est pas plus infaillible que tant d'autres choses réputées telles.

Terminaison. — Bayle croyait la phthisie constamment mortelle. Laënnec nous paraît avoir démontré, quoi qu'en dise M. Fournet, la possibilité de la cicatrisation que depuis

M. Andral et d'autres observateurs ont constatée ; et, comme le dit M. Fabre, au travail
de laquelle l'auscultation a permis d'assister
en quelque sorte et de l'annoncer. Nous
avons rapporté une observation, page 4, qui
nous permet d'adopter l'opinion des auteurs célèbres qui nous ont si souvent guidé dans les études épineuses de l'art de
guérir.

Peut-on espérer d'obtenir la guérison de
la phthisie pendant la première période?
La chose ne paraît pas démontrée à M. Andral ; elle est regardée comme possible par
M. Roche ; M. Fournet , qui l'admet, dit
qu'elle peut arriver de trois manières : 1° par
voie de dessication , de transformation terreuse et d'absorption de la matière tuberculeuse autour de laquelle s'est développée une
couche de tissu fibreux ; 2° par absorption
pure et simple ; 3° par excrétion. Toutefois,
il ne regarde ces deux derniers modes que
comme probables. M. Roger a rencontré à
la Salpêtrière , dans les poumons de plusieurs vieillards, de nombreuses concrétions
crétacées ou calcaires ; altérations qu'il a
considérées comme une heureuse terminaison des tubercules. A l'appui de l'opinion
de ceux qui croient à la possibilité de la gué-

rison de la phthisie, alors qu'elle est encore
à la première période, nous citerons une
observation que nous avons recueillie à la
clinique de M. Duffourc, professeur à l'école
secondaire de médecine de Toulouse, auquel nous sommes heureux de témoigner ici
et notre vénération et notre reconnaissance.
Une jeune fille de 18 ans, couchée au n° 27
de la salle des fiévreuses de l'Hôtel-Dieu,
nous offrit tous les symptômes rationnels
d'une phthisie commençante. Cet état de
choses ne diminua pas, et au bout de quelques semaines, un fâcheux pronostic fut
porté sur sa maladie. En examinant un jour
la forme des doigts de cette malade, nous
aperçûmes dans leurs intervalles, et puis
ailleurs, une éruption qui nous parut de
nature psorique, ce qui ne l'empêcha pas,
même après la confirmation de notre diagnostic, de rester dans notre service. Dans
quelques jours cette psore devint très considérable. A dater de son apparition, et
à mesure qu'elle augmentait, on voyait s'a-
mender et disparaître successivement cet
appareil de symptômes déjà si alarmans.
Cette jeune personne sortit de l'hôpital dans
un état très satisfaisant. Dans le 1er cahier
du 5e volume du *Journal de Médecine et de*

Chirurgie pratique, on trouve le détail d'un cas de phthisie confirmée, guérie à l'hôpital de Lyon, par le développement d'une métrite.

Diagnostic. — Nous croyons nous être assez étendu sur les signes qui caractérisent la présence des tubercules dans le tissu pulmonaire, pour n'avoir pas besoin d'insister sur un diagnostic différentiel. Les méprises qui ont pu être fréquentes autrefois le sont fort peu aujourd'hui en raison des progrès de l'auscultation.

Pronostic. — Nous ne pensons pas avoir rien de particulier à ajouter à ce que nous avons dit sur la marche et la terminaison de la tuberculisation des poumons. Rappelons seulement avec douleur que jusqu'ici le pronostic a été toujours très fâcheux, et faisons des vœux pour que des recherches, qu'il faut rendre incessantes, ajoutent, et beaucoup, aux quelques consolations qui ont déjà pu être offertes.

Contagion. — Dans tout le midi de l'Europe, et surtout en Espagne, on croit à la contagion de la phthisie pulmonaire. Dans cet endroit, on pense que cette contagion peut avoir lieu au moyen de l'air, et même par l'intermédiaire des divers objets de coton, de soie, de laine, de plume, qui ont servi aux tuberculeux; mais, comme le fait observer M. Andral, que nous aimons toujours à citer, la contagion n'est possible qu'à l'aide d'un miasme ou d'un virus; or, ces deux circonstances n'existent pas pour la phthisie. Au nombre des médecins qui ont cru à la contagion, nous citerons Galien, Morthon, Van-Swieten, Morgagni, Bordeu, Baumes. M. Hatin jeune est peut-être le seul qui l'admette aujourd'hui; peut-être aussi quelques notabilités anciennes de la province y croient encore. Pour nous, nous ne saurions l'admettre en présence des faits qui se passent tous les jours sous nos yeux.

TRAITEMENT.

Nous diviserons en quatre sections ce que nous avons à dire sur le traitement de la phthisie pulmonaire. Nous nous occuperons d'abord des moyens hygiéniques; ensuite des moyens thérapeutiques. Nous examinerons après quelques-uns des médicamens vantés pour la guérison de la phthisie, et enfin nous donnerons quelques instans au traitement proposé par M. Roche.

1° **Moyens hygiéniques.**

C'est parce que ces moyens peuvent, dans certains cas, concourir à préserver, même à guérir les tubercules, que nous les exposons tout d'abord.

En examinant l'étiologie de la tuberculisation, nous avons vu qu'elle pouvait se manifester sous toutes les latitudes du globe, mais que c'est bien plus fréquemment là où la température éprouve des variations brusques et irrégulières. On doit donc conseiller aux tuberculeux d'habiter des contrées où la constance et la régularité d'une température chaude puissent les soustraire à une des causes probables de leur affection. La position topographique de l'île de Madère offre au plus haut degré cette condition climatérique. Le séjour de Rome est conseillé par M. Andral, mais il recommande d'en sortir au mois de mai pour aller dans le nord de l'Italie, puis en Suisse, et enfin d'aller finir l'été à Lucques ou à Sienne. M. Costallat a prétendu tout récemment que le climat d'Alger est très avantageux aux phthisiques. Laënnec et quelques autres pensaient que l'air de la mer était salutaire aux tuberculeux. Cette manière de voir n'a pas l'assentiment du plus grand nombre de médecins. On a jadis beaucoup vanté l'air des étables comme exerçant une heureuse influence sur l'affection qui nous occupe; aujourd'hui, on sait que son action bienfaisante n'est rien moins que prouvée.

Lorsque la phthisie est encore au premier degré, on peut conseiller l'équitation. Les voyages sont fort utiles à cette première période. Les voyages sur mer ont surtout été préconisés, au temps des anciens, par Celse et Pline, et plus récemment par Gilchrist surtout. C'est à des voyages de ce genre que Cicéron dut de voir affermir son état de santé, jusque là fort chancelant; ce que l'on attribuait à une tuberculisation imminente. Ces bienfaits, obtenus par les voyages sur mer, sont attribués, par Reid et quelques autres, au mal de mer. Mais à côté de ces avantages, on doit placer les inconvéniens, très-graves ici, de la navigation maritime. Il est bien des tuberculeux chez lesquels ils ont hâté le moment fatal. Les exercices trop pénibles doivent être évités, les professions nuisibles ou trop fatigantes doivent être abandonnées.

Les malades doivent se couvrir de fla-

helle et ne quitter ce vêtement que pendant la nuit.

Laënnec accorde une grande influence
aux passions tristes dans la production des
tubercules. Toute émotion vive doit être
également évitée. On doit interdire les travaux intellectuels qui demandent une trop
grande application

Tous les auteurs s'accordent à dire que
la constitution scrofuleuse est celle qui prédispose le plus à la tuberculisation. Un bon
régime et une alimentation énergique doivent être prescrits. On doit nourrir les malades avec des viandes rôties, des gelées
animales, et ils doivent boire modérément
du bon vin, de la bière; on doit leur conseiller l'exercice modéré et l'habitation à la
campagne. Lorsque la phthisie est déclarée,
les auteurs conseillent, si quelques symptômes réactifs se manifestent, un régime
doux, mais jamais débilitant; ainsi le lait,
les diverses fécules, les épinards, les viandes blanches, le vin de Bordeaux coupé.

2b Moyens thérapeutiques.

On peut ordinairement juger de la diffi-
culté de guérir une maladie par le nombre

des moyens qu'on lui oppose : ici, c'est le cas de dire que toute la matière médicale a été mise à contribution.

Il est incontestable que c'est au début qu'on doit agir; et ici nous ne saurions assez insister pour recommander un traitement actif et persévérant. Rien n'est nuisible comme les tâtonnemens; non seulement un traitement timide et mal suivi ne peut donner aucun bon résultat ; mais il a l'inconvénient de faire perdre un temps désormais irréparable : et c'est là le défaut même des hommes les plus habiles. Découragés par tant d'insuccès, c'est à peine si dans les premiers temps où un malade va se soumettre à leur direction, ils prescrivent quelques moyens un peu énergiques, auxquels ils renoncent presque aussitôt pour se jeter dans cette déplorable routine qui ne sait même pas disputer à la mort les victimes dont elle a fait choix.

Emissions sanguines. — Dans la phthisie aiguë, on peut trouver parfois l'indication de la saignée générale. Dans cet état de la maladie, les émissions sanguines doivent être employées plus largement. Dans les cas les plus communs il faut être avare de ces moyens; et si au début de la maladie on peut conseiller utilement l'application de quelques sangsues, ou des ventouses scarifiées sur les divers points douloureux du thorax, moyens que l'on peut avantageusement opposer à ces douleurs vives avec signes de réaction qui surviennent aux diverses périodes que parcourent les tubercules, il ne faut pas oublier qu'en affaiblissant les malades on ne fait que hâter le moment fatal.

Révulsifs cutanés. — Depuis Hippocrate, les révulsifs ont toujours eu une place marquée dans le traitement de la phthisie; mais encore ici c'est la timidité qui rend ces moyens inefficaces. C'est à l'aide de cautères larges et profonds, de nombreux vésicatoires volans, des moxas, surtout des sétons (1), que l'on peut se promettre des succès. M. Bricheteau, dont le zèle et la persévérance sont dignes d'admiration et de reconnaissance, pénétré de cette idée que nous sommes heureux de partager avec lui, savoir : que rien n'est déplorable comme l'habitude que l'on

______

(1) Une dame atteinte d'une affection de poitrine, luttait en vain contre un mal que tous les moyens employés jusque-là n'avaient pu empêcher de faire des progrès effrayans. M. le docteur Gintrac étant parvenu à découvrir un point qui paraissait être le siége principal de la maladie, fit poser en cet endroit un séton dont l'usage fut long-temps continué, et la malade guérit.

a de ne rien faire d'énergique et de suivi dans une maladie que l'on veut regarder comme incurable quand même , a prouvé que les cas de guérison sont plus fréquens qu'on ne le croit généralement , lorsqu'on oppose à cette affection les moyens qui paraissent indiqués, et cela tout autrement que par manière d'acquit; mais nous dirons qu'il ne faut pas faire des moyens dont nous venons de parler, pas plus que de tous autres, une selle à tout cheval.

Tisanes. — Les tisanes faites avec les diverses substances connues sous le nom de pectorales, n'étant ici que d'une action purement secondaire , il ne faut pas imposer aux malades d'en boire outre mesure. On choisira dans l'arsenal des médicamens dits adoucissans, de quoi ne pas contrarier leurs goûts.

Nous allons tracer les divers moyens que l'on oppose aux divers symptômes, ce que nous pouvons appeler traitement symptomatique. Ce traitement-là n'a certainement pas guéri un malade; mais il peut en soulager beaucoup.

Toux. — D'après Bayle , il serait imprudent d'arrêter la toux des phthisiques; mais quoi qu'il en soit de cette opinion , alors

que la toux est excessive et qu'elle amène
la suffocation et les vomissemens, il faut la
combattre. L'opium, la jusquiame, la bella-
done, peuvent être employés très utilement à cet effet, d'après l'idiosyncrasie des
individus. Les boissons de poumon de veau,
de limaçon, de tortue, sont fréquemment
administrées. On conseille souvent avec succès l'acide prussique médicinal recommandé par M. Magendie.

Expectoration. — Il est des cas où il faut
la favoriser; dans d'autres, il faut la modé-
rer. A ce dernier effet, que l'on obtient d'autant plus difficilement que les crachats ne
deviennent excessifs qu'à la troisième période de la maladie, on peut essayer les eaux
minérales sulfureuses (Bonnes, Barrèges,
Cauterets, Bagnères de Luchon, Aix, Mont-
Dore, Enghien), les substances balsamiques,
les fumigations de chlore.

Hémoptysie. — Selon les indications, ce
seront des émissions sanguines, des révulsifs, des toniques et des astringens que l'on
opposera à ce symptôme.

Douleurs. — Les douleurs, nous l'avons
dit, dépendent le plus souvent d'une inflammation partielle de la plèvre; le meilleur moyen à leur opposer sera donc quel-

ques ventouses scarifiées ou sèches , et les vésicatoires volans. Quant aux douleurs vagues, mobiles, on les amende quelquefois à l'aide d'un emplâtre de poix de Bourgogne. On peut aussi conseiller rationnellement les antispasmodiques et les narcotiques.

Dyspnée. — On lui oppose de très petites saignées, des révulsifs aux extrémités, quelques potions avec la digitale , avec l'acide hydrocyanique.

Fièvre. — Lorsqu'elle a revêtu un caractère intermittent, on lui a opposé le kina ; mais il est à remarquer que l'on n'a guère obtenu que de prévenir le retour du frisson. La teinture alcoolique de digitale est recommandée par M. Houlès.

Sueurs. — Nous avons vu employer par M. Gintrac l'acétate de plomb que M. Fouquier a beaucoup mis en usage à la Charité. On a aussi usé de l'agaric blanc. M. Philippe de Hambac a prétendu, en 1833, en avoir retiré de bons effets. Nous pensons qu'on ne peut accorder aucune confiance à des moyens qui atteignent si rarement leur but.

Diarrhée. — Il est fort difficile de se rendre maître de ce symptôme. Nous avons pourtant vu employer avec un certain suc-

cès le diascordium par M. Duffourc; l'acétate de plomb uni à l'extrait thébaïque par
M. Gintrac. M. Duvergier dit avoir retiré
de bons effets d'un lavement qu'il compose
ainsi : décoction de graine de lin 120,00,
acétate de plomb 0,10, sous-carbonate de
soude 0,05, laudanum 4 gouttes.

3° De quelques Médicamens à l'aide desquels on a voulu
guérir la phthisie.

Presque tous les praticiens regardent le
traitement que nous avons tracé comme le
plus rationnel; mais puis q uece rationalisme
ne nous a conduit à rien de bien satisfaisant , nous devons examiner les divers
moyens que lui ont adjoints des hommes
pleins d'un zèle que nous sommes heureux
de voir diriger nos premiers pas dans la car-
rière épineuse que nous avons embrassée.
Sans doute nous ne pouvons pas encore beaucoup nous réjouir au nom de l'humanité ;
mais serait-ce un motif de découragement ,
ou mieux de lâcheté ? Nous ne le penserons
jamais.

A l'aide de l'eau de chaux , des eaux sulfureuses, du sel ammoniac, du sous-carbonate d'ammoniaque et de soude, du nitrate

de potasse, de l'hydrochlorate de soude, de l'hydrochlorate de baryte, des préparations mercurielles, de l'iode et de ses composés, de l'aconit napel, des préparations ferrugineuses, du phellandrium, du tartre stibié, de la digitale, de l'huile de foie de morue, on a voulu favoriser l'absorption de la matière tuberculeuse. M. Amédée Latour qui, comme M. Roche, a beaucoup vanté l'hydrochlorate de soude, rapporte quelques observations en faveur de ce médicament. MM. Clarke et Carswel, pensant que c'est dans l'intérieur même des divisions bronchiques qu'est déposée la matière tuberculeuse, croient qu'en provoquant la contraction des vésicules pulmonaires, ou bien en excitant à leur intérieur une sécrétion muqueuse, à l'aide de l'émétique, on peut en déterminer l'expulsion. En France, le tartre stibié a été employé avec quelque succès par M. Bricheteau, qui n'est peut-être pas guidé par les idées théoriques que nous venons de rapporter. M. Bayle, sans croire probablement aux résultats étonnans qu'aurait obtenus de l'emploi de la digitale M. Magennis de Plymouth, recommande son usage auquel M. Houlès attribue un cas de guérison fort remarquable d'ulcération du poumon. Nous avons vu employer l'extrait de phellandrium sans succès marqué, mais du reste toujours avec timidité et sans persévérance, comme on le fait pour tous les autres médicamens. Nous avons assisté aussi à des expériences faites avec l'iodure de potassium. Plusieurs malades furent soumis à son action. Comme toujours, on abandonna, pour le reprendre, l'usage qu'on en avait prescrit. Deux malades seulement subirent un traitement suivi. Chez l'un la tuberculisation paraissait avoir été bien amendée; nous avons revu ce sujet plusieurs mois après dans un état satisfaisant sous ce rapport. L'autre était une femme de 35 ans, chez laquelle la maladie était arrivée à une époque avancée de sa deuxième période. Elle commença l'usage de ce médicament par la dose de trente centigrammes dans la tisane de chiendent; cette dose fut portée à celle de un gramme. Elle en prit en tout soixante-douze grammes soixante centigrammes. Nous avions remarqué que lorsque pour des motifs plus ou moins plausibles, quelquefois imaginaires, on suspendait ce remède, cette femme allait plus mal; et qu'elle éprouvait une amélioration alors qu'elle revenait à son usage. A la nécropsie, nous trouvâmes l'appareil di-

gestif dans un état parfaitement sain, sans
la plus légère trace de l'action de l'iode. Le
poumon, d'ailleurs fortement altéré, ne présentait ni tubercules ni excavations. L'iode
aurait-il modifié l'état supposé de l'organe
pulmonaire ; aurait-il détruit, modifié la tuberculisation ? Nous avons dû constater le
fait, sans pouvoir résoudre la question.

Dans l'intention d'opérer la cicatrisation
des cavernes, on a proposé l'usage des plan-
tes amères, ainsi le cresson, etc… Des plan-
tes aromatiques, ainsi le baume de tolu, le
camphre, les huiles volatiles camphrées.

Mascagni avait déjà eu l'idée de guérir la
phthisie en faisant respirer diverses va-
peurs. Beddoës, Girtanner, Percival, ont
fait des expériences avec l'acide carbonique;
Caille, Fourcroi, Chaptal, ont essayé de
l'oxygène ; un seul gaz, le chlore, est encore
employé pour diminuer l'abondance de l'expectoration. M. Toulmouche a prouvé d'ailleurs, qu'hormis dans ce but, l'emploi du
chlore était fort nuisible dans la phthisie.
M. Andral, qui a employé le chlore à l'intérieur, n'en a rien retiré d'avantageux.

Reid, médecin anglais que nous avons
déjà cité, a préconisé le vomitif, on peut
dire à l'anglaise ; mais pour ce moyen comme

pour tant d'autres, on se trouvera bien le plus ordinairement de prendre le contrepied des médecins d'outre-Manche.

M. Piory a vanté la compression comme très utile dans le traitement de la phthisie. Le *Bulletin clinique* publia en 1836, cinq observations dont deux seraient favorables à ce mode de traitement. Enfin, M. Junot a préconisé le créosote en émanations.

Nous ne parlerons pas de quelques moyens absolument empiriques, cet examen n'est déjà que trop long. Ainsi les choux-rouges, les écrevisses, les limaçons, les huîtres, les grenouilles, la vipère, etc., tous fort en réputation chez le vulgaire.

4° Traitement proposé par M. Roche.

Ce médecin, frappé de l'inefficacité de ce que l'on appelle le traitement de la phthisie, a été amené à dire que la thérapeutique de cette redoutable affection était entièrement à trouver. Partant de ce point, que dans la tuberculisation, comme dans les scrofules, maladie analogue, les symptômes les plus apparens ne sont pas le mal lui-même, ce n'est donc pas le traitement des phéno-

mènes locaux, dit M. Roche, qui doit essentiellement attirer l'attention du médecin ,
mais bien celui de l'altération du sang et de
la nutrition.

C'est dans les agens thérapeutiques doués
de la propriété de rendre au sang les pro-
priétés stimulantes et les globules rouges qui
lui manquent, qu'il faut puiser les moyens
destinés à porter remède à l'altération de ce
liquide. Ainsi l'expérience a consacré ce
principe que l'insolation, le grand air, l'exci-
tation de la peau au moyen de la flanelle et
les médicamens que l'on désigne sous le
nom collectif de toniques, concourent avec
efficacité à ce résultat. Depuis Hippocrate
jusqu'à Bayle, on avait recommandé une alimentation nourrissante, l'usage du vin, des
toniques et des stimulans, toutes choses fort
utiles aux phthisiques. M. Roche en puise
des preuves et dans sa pratique et dans celle
de célèbres médecins. Cet auteur recom-
mandable, admettant une très grande ana-
logie entre la tuberculisation et les scrofules,
conseille de continuer le traitement qu'il pro-
pose dans toutes les périodes des tubercules;
avec cette distinction théorique que probablement il ne saurait convenir à tous les cas,
comme à tous les individus, par exemple ,

dans les phthisies aiguës. Nous regrettons que notre cadre ne nous permette pas de reproduire en entier l'excellent article que M. Roche a consacré à ce sujet dans le *Dictionnaire de Médecine et de Chirurgie pratique*, v. 13. Nous ajouterons seulement que cet écrivain dit avec raison que ce n'est pas là l'œuvre de quelques années , ni celle d'un seul homme. S'en trouverait-il qui voudraient ne pas y concourir ?

Par des idées en quelques points analogues, M. Salmade dit que la diète lactée et les adoucissans en général devraient être remplacés par des stimulans , des amers , des dépuratifs et des résolutifs.

L'appel si pressant et si souvent réitéré fait par cette portion à la fois si intéressante et si infortunée de l'humanité souffrante à ceux qui se vouent à l'art de guérir , nous l'avons entendu, nous l'avons compris. Mais que notre réponse a été faible ! ! Toutefois, elle témoigne de notre bon vouloir. D'autres l'entendront aussi , le comprendront de même, et seront plus heureux, aimons à le croire.

A l'œuvre donc, amis de l'humanité ; il y

a de la gloire à résoudre le problême; il y a une immense somme de reconnaissance à recueillir; il y a à jouir d'une satisfaction bien douce et bien pure, celle d'avoir pu sauver tant de victimes qu'une mort implacable frappe souvent dès qu'apparaît l'aurore de leur premier beau jour. Qui n'embitionnerait de telles récompenses!

FIN.

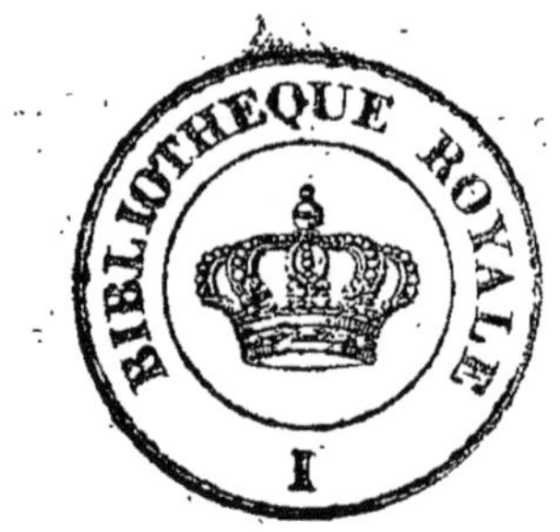